Kurzzeitfasten für Anfänger

Schritt für Schritt abnehmen durch intermittierendes Fasten

MARIO DINGES

Copyright © 2017 Mario Dinges
Holderäckerstr. 8
70499 Stuttgart

www.1fachgesund.de

ISBN-13: 978-1973936213
ISBN-10: 1973936216

Herstellung und Druck:
Siehe Eindruck auf der letzten Seite

Inhalt

Vorwort
von Dr. med. Wolfgang Maibach

Das vorliegende Buch „Kurzzeitfasten für Anfänger" ist leicht verständlich geschrieben und lässt sich einfach in den Alltag integrieren. Dabei kann der Leser eine Variante heraussuchen, die für ihn am angenehmsten passt. Die „10 besten und effektivsten Tipps für Anfänger" lassen sich sofort umsetzen. Mit dem „30 Tage Programm" ist der Beginn ganz leicht.

Hier geht es besonders darum, wann man am besten essen sollte. Ich werde dieses Buch sehr vielen Patienten in meiner Hausarztpraxis empfehlen.

Jeder möchte ja gerne eine bessere Gesundheit und ein jüngeres Aussehen anstreben.

Ich wünsche auch diesem Buch eine genauso erfolgreiche Verbreitung wie den beiden vorhergehenden Titeln des gleichen Autors Mario Dinges: „Hilf Deinem Darm" sowie „Schlank und Gesund: Der einfachste Weg".

Dr. med. Wolfgang Maibach – Facharzt für Allgemeinmedizin

Einleitung

Herzlichen Dank für den Kauf meines Buches „Kurzzeitfasten für Anfänger". In diesem Ratgeber erfährst du alles Wissenswerte zum Thema Kurzzeitfasten. Neben den verschiedenen Methoden des Kurzzeitfastens, deren Umsetzung und den individuellen Vorteilen, erhältst du auch theoretisches Wissen mit Fakten und Anleitungen aus meinen eigenen Erfahrungen. Also wirklich alles persönlich getestet und ausprobiert!

Wahrscheinlich haben dich viele erfolglose Diätversuche und Fastenkuren zum Kauf dieses Buches gebracht. Jeder von uns wünscht sich einen gesunden und schlanken Körper. Mithilfe der Methode des Kurzzeitfastens kannst du dir diesen Wunsch erfüllen. Du brauchst nicht zu hungern und kannst jeden Tag in einem bestimmten Zeitfenster essen. Das ist der ganze Trick an der Sache. Das klingt doch schon mal vielversprechend, oder?

Das Kurzzeitfasten ist eine einfache Methode der Ernährung. Du kannst sie problemlos in deinen Alltag integrieren und dauerhaft anwenden. Diese Ernährungsform ist absolut alltagstauglich und du musst nicht deine komplette Ernährung umstellen oder gar hungern. Du brauchst also auf nichts zu verzichten!

Reguläre Diäten funktionieren einfach nicht, da sie meistens auf einen bestimmten Zeitraum begrenzt sind. In dieser Zeit musst du auf viele Nahrungsmittel verzichten, hungern und oft Dinge essen, die dir nicht wirklich gut schmecken – das ist nicht sehr befriedigend. Wenn du mit einer normalen Diät einige Kilos verloren hast durch eine strikte Kalorienreduzierung und der Diätzeitraum vorbei ist, fängst du wieder an ganz normal zu essen, wie vor deiner Diät auch.

Jetzt fängt dein Körper an alles zu speichern, was er kriegen kann. Dadurch, dass er während der Diätphase in einer Mangelsituation war. Du beginnst wieder zuzunehmen und wiegst am Ende mehr als vor deiner Diät. Das ist dann der sogenannte Jo-Jo Effekt, weil du das verlorene Gewicht ganz schnell wieder drauf hast und eben oft sogar mehr wiegst als vor der Diät. Das ist sehr frustrierend, wenn man sich lange abgeplagt hat, oder?

Die Methode des Kurzzeitfastens hat nichts mit dem Heilfasten zu tun. Beim Heilfasten verzichtet man für einen gewissen Zeitraum komplett auf jede Nahrung. Beim Wasserfasten trinkt man nur Wasser und beim Saftfasten trinkt man nur frische Säfte. Das kannst du aber nur machen, wenn du mal komplett aus deinem Alltag heraus gehst und sonst nichts anderes machst, als dich auszuruhen und du dich nicht körperlich anstrengen musst. Für das Heilfasten machst du am besten einen Kururlaub, wo du viel Zeit und Ruhe hast.

Der Vorteil des Kurzzeitfastens ist der, dass du diese Methode jederzeit einfach in deinen Alltag integrieren kannst. Du brauchst keinen Urlaub zu nehmen und kannst weiterhin Sport machen, bei deiner Familie sein und auch sonst deinen normalen Alltag leben. Das Kurzzeitfasten ist daher die perfekte Methode, um langsam und konstant abzunehmen und auf eine sanfte Art Gewicht zu verlieren. Das ist das Tolle daran, also echt easy going!

In den nächsten Kapiteln werde ich dir erklären, was Kurzzeitfasten ist und wie es genau funktioniert. Aber erst einmal erzähle ich dir meine Geschichte und wie mir das Kurzzeitfasten dabei geholfen hat gesund zu werden und dauerhaft abzunehmen. Also, los geht's!

1. Kapitel:
Meine Erfolgsgeschichte

Wer mein erstes Buch „Hilf Deinem Darm: Mit dem richtigen Essverhalten für immer gesund und schlank" kennt, der weiß, dass ich als Kind und Jugendlicher nie ein Problem mit meinem Körpergewicht hatte. Bis sich schleichend über ein paar Jahre 15 Kilo mehr auf meinen Rippen angesammelt hatten. Was mich allerdings nicht im geringsten beunruhigte, da meine Freunde im gleichen Alter genauso zugelegt hatten. Das wird wohl normal sein mit zunehmendem Alter, dachte ich mir. Ich war damals noch keine 40 Jahre alt.

Auf einmal stellten sich nach und nach dann doch immer mehr körperliche Probleme ein. Sie machten sich in Form von Magen- und Darmbeschwerden, Blähungen und Bauchkrämpfen bemerkbar. Mein Arzt diagnostizierte Reizdarmsyndrom. Wie ich das durch eine kleine Änderung in meinem Essverhalten in den Griff bekommen habe, kannst du ausführlich in meinem ersten Buch „Hilf Deinem Darm: Mit dem richtigen Essverhalten für immer gesund und schlank" nachlesen.

Ab hier kürze ich das Ganze einmal etwas ab, denn es geht mir in diesem Buch um viel viel mehr. Ich hatte mich von meinen Magen- und Darmbeschwerden befreit. Doch das genügte mir nicht, ich wollte noch mehr Gutes für meinen Körper tun. Vielleicht kennst du auch dieses Gefühl, wenn du mit einer Sache erfolgreich warst, dann möchtest du diesen Erfolg wiederholen.

Also begab ich mich auf die Suche nach einer Methode, um meinen Körper zu reinigen und zu entgiften, meine Leistungsfähigkeit zu erhöhen und was noch schön wäre, den Alterungsprozess zu verlangsamen. Sie sollte einfach umsetzbar und leicht in meinen Alltag integrierbar sein. Ich las unzählige Artikel im Internet zu diesen Themen. Immer wieder stieß ich auf das klassische Fasten. Doch das war für mich nicht alltagstauglich und ich hatte auch keine Lust so lange hungern zu müssen. Viele berichteten auch davon, dass sie wegen des Verzichts oft schlecht gelaunt waren und am Ende sich so mit Essen vollgestopft haben, mit dem Ergebnis, dass sie mehr Gewicht auf die Waage brachten als vor dem Fasten.

Nein, das wollte ich mir nicht antun. Es musste doch noch eine einfachere und angenehmere

Methode geben. Ich suchte weiter, bis ich über die positiven Auswirkungen des Kuzzeitfastens oder auch intermittierendes Fasten genannt, las. Bingo, das war genau das, wonach ich gesucht hatte. Nicht nur, dass man mit dem Kurzzeitfasten ganz einfach Gewicht verliert, sondern auch seinen Körper reinigen und entgiften kann, seine Leistungsfähigkeit erhöht, und den Alterungsprozess verlangsamt, sowie noch viele weitere positive Eigenschaften mehr. Das waren die ausschlaggebenden Punkte, die mich dazu veranlassten, es mal auszuprobieren. Es kostet ja nichts und ich muss mich nicht quälen. Versuch macht klug.

Ich fing mit der 16/8 Leangains Methode an. Bei dieser Methode beträgt die Fastenzeit 16 Stunden, wobei ich den Großteil der Zeit sowieso schlief. Die erste Mahlzeit nahm ich gegen Mittag zu mir und die letzte spätestens 8 Stunden danach. Ich werde später noch detaillierter darauf eingehen und dir auch die anderen Methoden vorstellen. Das Frühstück weglassen klang für mich erst mal etwas hart. Ich war es gewohnt, ohne Frühstück nicht aus dem Haus zu gehen. Aber ich gab meinem Körper die Zeit, die er brauchte, um alles vollständig vom Vortag zu verdauen und ließ fortan das Frühstück ausfallen. Um die Mittagszeit ca. 12:00

Uhr nahm ich die erste Mahlzeit zu mir. Die Letzte spätestens um 20:00 Uhr.

In vielen Publikationen wurde noch empfohlen, seinen Kalorienbedarf zu berechnen und sich mit Kalorienzählen daran zu halten. Das erschien mir wieder zu viel Aufwand, ich wollte es doch einfach haben. Also habe ich ganz normal zu Mittag und zu Abend gegessen, allerdings ohne mich vollzustopfen. Das hat bei mir sehr gut funktioniert. Ich habe mich sogar vormittags viel energiegeladener und leistungsfähiger gefühlt. Auch konnte ich mich viel besser konzentrieren. Mein Hungergefühl hielt sich einigermaßen in Grenzen, da man sich mit dieser Methode abends zuvor gut satt essen kann. Ob sich auch der Alterungsprozess damit verlangsamt, wird sich noch zeigen. Jedenfalls wird die Zellerneuerung besser unterstützt.

Durch das weniger häufige Essen kommen die Reinigungs- und Entgiftungsprozesse auf eine sanfte und gleichzeitig effektive Weise in Gang. Teure Detox- oder Entschlackungskuren kann ich mir zukünftig sparen. Genauso muss ich mich nicht mit den Nebenwirkungen in Form von Entgiftungserscheinungen wie Kopfschmerzen, unangenehme Körpergerüche oder Stoffwechselstörungen herumschlagen.

Ich probierte einige andere Methoden auch aus. Auf die werde ich später noch eingehen. Für mich war aber die 16/8 Leangains Methode am einfachsten in meinen Alltag zu integrieren. Das kann bei dir ganz anders aussehen, denn das Kurzzeitfasten ist eine individuelle Sache, die bei jedem anders funktioniert.

2. Kapitel:
Was ist Kurzzeitfasten und wie ist es entstanden?

Das Kurzzeitfasten ist auch bekannt unter den Worten Teilzeitfasten, Intervallfasten, periodisches Fasten oder auch als intermittierendes Fasten (aus dem englischen). Das Wort intermittierend bedeutet unterbrechen und bezieht sich darauf, dass das Fasten immer wieder in einem bestimmten Rhythmus unterbrochen wird. Es gibt verschiedene Methoden des Kurzzeitfastens, die alle einen anderen Essens- und Fastenrhythmus haben. Es kommt hier nicht so darauf an, was du isst, sondern der Schwerpunkt ist der Zeitpunkt, wann du isst.

Der Mensch ist biologisch gesehen, ein rhythmisches Wesen. Seine innere Uhr steuert den Schlaf-wach-Rhythmus, den Stoffwechsel, die Aktivität innerer Organe und den Hunger. Chronobiologisch seine Mahlzeiten den Rhythmen anzupassen macht also Sinn und bietet Vorteile, wenn man seinen Lebensstil und seine Gesundheit positiv beeinflussen und dauerhaft beibehalten möchte.

Diese Fastenmethode eignet sich nicht nur zur

Gewichtsreduktion, sondern ist auch eine Allzweckwaffe gegen alle Zivilisationskrankheiten. Bereits in den 30er Jahren hat sich das Kurzzeitfasten als eine einfache und effektive Methode bewährt, die sowohl eine positive gesundheitsfördernde Eigenschaft hat, als auch ein Ernährungskonzept zur dauerhaften Gewichtsreduktion ist. Darüber hinaus haben Studien gezeigt, dass diese Ernährungsweise vielen Krankheiten vorbeugen kann, wie zum Beispiel Herz – Kreislauferkrankungen, Diabetes, Bluthochdruck oder Depression. Durch die erhöhte Fettverbrennung normalisiert sich der Blutdruck und Entzündungsprozesse werden gehemmt.

Beim Kurzzeitfasten geht es darum, möglichst regelmäßige Zeiten einzuhalten. In einem bestimmten Zeitfenster darf gegessen werden und in einem anderen Zeitfenster wird dann gefastet. Essen und Fasten wechseln sich in einem bestimmten Rhythmus ab. Es gibt auch Methoden, in denen die Zyklen wechseln. So kommt es nicht zu Heißhungerattacken und Schwächegefühlen. Das ganze Prinzip hört sich erst mal etwas verwirrend und kompliziert an, aber in der Umsetzung ist es wirklich kinderleicht. Ich werde dir die einzelnen Methoden in den nächsten Kapiteln ganz genau erklären.

Das Kurzzeitfasten ist keine neue Entdeckung oder Modeerscheinung. Es hat sich aus der Geschichte heraus entwickelt. Unsere Vorfahren waren Jäger und Sammler. Die Männer gingen früher auf die Jagd und die Frauen haben in den Feldern und Wäldern alles mögliche Essbare gesammelt. Je nach Jahreszeit und Jagdglück gab es mal mehr und mal weniger zu essen. Das Nahrungsangebot unterlag also ganz natürlichen Schwankungen. Man hat gegessen, wenn es etwas zu Essen gab und man hat gefastet, wenn es nichts oder nur sehr wenig gab. Unser Körper ist daher sehr gut daran angepasst, wenn es mal nicht so viel oder gar nichts zu essen gibt. Das heutige Überangebot an Nahrungsmitteln gab es in der gesamten Menschheitsgeschichte nie.

Im Zuge der Industrialisierung wurde damit begonnen, Nahrungsmittel im großen Stil zu produzieren. Immer mehr Menschen verließen die armen ländlichen Gegenden und siedelten in den großen Städten, um dort mehr Geld zu verdienen. Dort konnten sie ihre Nahrungsmittel nicht mehr selbst anbauen, sondern mussten sie kaufen. So begann der Siegeszug der Nahrungsmittelindustrie und damit auch der schädliche Einsatz von chemischen Spritzmitteln, Konservierungsmittel, Aromen, Zusatzstoffen, Geschmacksverstärkern und so weiter. In den Laboren der Nahrungsmittelhersteller werden Nahrungsmittel hergestellt bzw. designed, die mit unseren natürlichen Lebensmitteln überhaupt nichts mehr zu tun haben. Alles wird verändert und „verbessert".

Wenn du heute durch eine größere Stadt läufst, kannst du fast überall an Ständen und Buden Nahrungsmittel kaufen. In den riesigen Supermärkten hast du eine absolut unüberschaubare Auswahl an den unterschiedlichsten Produkten. So ein riesiges Angebot hat es noch nie vorher gegeben und das verführt natürlich auch dazu, dass wir viel essen und das auch noch permanent. Unser Körper bekommt keine Pause, um die Nahrung wirklich zu verarbeiten. Wir essen ja meistens, weil es Essenszeit ist, weil wir Langeweile haben, uns ablenken wollen, uns trösten oder belohnen wollen.

Wann hast du das letzte Mal wirklich Hunger gehabt? Viele von uns leiden an permanentem Dauerstress. Essen passiert da meistens so mal nebenbei schnell irgendetwas zwischendurch, ohne groß darüber nachzudenken. Da ist das Hüftgold natürlich vorprogrammiert, von gesundheitlichen Beschwerden und Krankheiten mal ganz abgesehen. Wenn du dir die Inhaltsliste der Verpackungen anschaust, steht oft Zucker an erster Stelle und danach lauter chemische Zutaten, die kein Mensch kennt.

Hier kommt jetzt wieder unser eigentliches Thema, das Kurzzeitfasten ins Spiel. Mit dieser Methode kannst du deine Gesundheit dauerhaft verbessern und dein Gewicht reduzieren. Viele Leute schrecken vor dem Begriff des Fastens zurück, da er mit Hungern in Verbindung gebracht wird. Aber beim Kurzzeitfasten ist das nicht so. Es funktioniert, ohne dass du hungern musst. Es ist keine große Umstellung deines alltäglichen Lebens notwendig, das ist ja gerade das Tolle daran!

Bevor du dich also mit der nächsten Hippen und angesagten Diät herumquälst, versuch es mit dem Kurzzeitfasten. Hier musst du auf nichts verzichten und nimmst trotzdem ab und das langfristig ohne Jo-Jo-Effekt.

3. Kapitel:
Wie funktioniert Kurzzeitfasten?

Die Bezeichnung des Kurzzeitfastens oder intermittierendes Fasten kommt daher, dass bei dieser Methode immer wieder das Fasten in kleinen regelmäßigen Abschnitten unterbrochen wird. Ganz bestimmte Fastenzeiten am Tag oder in der Woche werden eingehalten und in diesen festen Zeiten wird keine Nahrung gegessen. Es wird zeitbegrenzt gegessen, das heißt in einem bestimmten Zeitfenster. Damit erzielt man ebenfalls die positiven Effekte des Heilfastens, ohne tagelang hungern zu müssen. Dazu sparst du auch noch Zeit, Kalorien und Geld.

Sehr oft wird behauptet: „Kurzzeitfasten schaltet den Stoffwechsel auf Sparflamme", oder „Kurzzeitfasten verursacht den Verlust von Muskelmasse", das stimmt aber so nicht. Das Kurzzeitfasten ist nicht mit dem Heilfasten zu vergleichen, bei dem über Tage oder Wochen keine Nahrung zu sich genommen werden darf, sondern nur Flüssigkeit. Da beim Kurzzeitfasten für nicht länger als 36 Stunden auf Nahrung verzichtet wird, sieht es hier ganz anders aus. Mehreren Studien zufolge wird beim Kurzzeitfasten die Stoffwechselgeschwindigkeit für bis zu 60 Stunden erhöht. Die Hormone Adrenalin und Noradrenalin werden ausgeschüttet, was deine Energie steigert und deine Sinne schärft.

Auch die Behauptung, Kurzzeitfasten führe zum Verlust der Muskelmasse, ist eng mit dem Glauben gekoppelt, dass dem Körper eine konstante Eiweißversorgung gewährleistet werden muss, um keine Muskelmasse zu verlieren. Der menschliche Körper ist aber durchaus in der Lage, sich schwierigen Umweltbedingungen anzupassen und ist mit Schutzmechanismen ausgestattet. Dazu zählt zum Beispiel der körpereigene Speicher von Aminosäuren.

Diese Aminosäuren sorgen dafür, dass die Muskelmasse selbst bei Eiweißmangel genügend Baustoffe bekommt. Weil beim Kurzzeitfasten nicht über 36 Stunden gefastet wird, reicht der Aminosäuren Vorrat aus, um diesen Zeitraum zu überbrücken. Bevor es an die Muskelmasse geht, greift dein Körper auf den gefüllten Kohlenhydratspeicher zu, den sogenannten Glykogenspeicher in der Leber und anderen Organen. Damit ist der Körper vor Muskelabbau geschützt und hat genug Energie zur Verfügung.

Mit dem Kurzzeitfasten kannst du deinem Körper jeden Tag etwas Gutes tun. Wenn du einmal

12 Stunden lang nichts isst, hat dein Körper die Möglichkeit alle Nahrung komplett zu verdauen. Nach etwa 14 Stunden wird die körpereigene Entschlackung angeworfen. Dabei schaltet die Leber auf eine andere Form von Stoffwechsel um und produziert statt Glukose die sogenannten Ketone. Dein Körper greift dann automatisch zur Energiegewinnung auf deine Fettreserven zu. Daher nimmst du so von ganz alleine ab, da du dich in ein Kaloriendefizit begibst, ohne hungern zu müssen. In dieser Phase kann der Körper sich reinigen und entgiften. Klasse, oder?

Am günstigsten ist es, wenn du für die Fastenphase deine nächtlichen Schlafenszeiten mit einbaust. Nachts produziert dein Körper das Schlafhormon Melatonin. Abends, wenn du müde wirst, ist dies das Zeichen dafür, dass dein Körper bereits mit der Melatoninproduktion begonnen hat. Melatonin steuert deinen Schlafwach-Rhythmus, damit du morgens fit und ausgeruht bist. In den ersten Stunden des Tages ist dein Melatoninspiegel noch recht hoch, daher hat man oft morgens gar nicht so richtig Hunger. Dein Insulinspiegel ist im Gegensatz zu deinem Melatoninspiegel niedrig, sodass dein Körper am Morgen an deine Fettzellen geht, um daraus seine Energie zu holen. Er wechselt in den ketogenen Stoffwechsel, der deine Fettzellen schmelzen lässt. Du verbrennst Fett.

Das morgendliche Frühstück wird uns immer so sehr ans Herz gelegt, aber wenn du schon am frühen Morgen viele zuckerhaltige Sachen isst, steigt dein Insulinspiegel steil an und du hast den ganzen Tag über Hunger. Das Müsli zum Frühstück solltest du daher lieber weglassen. Gerade die abgepackten Müslis aus dem Supermarkt enthalten richtig viel weißen und daher ungesunden Zucker. Auch die Kombination der Lebensmittel solltest du im Auge behalten.

Getreideprodukte in Kombination mit Obst bereiten vielen Menschen Magen- und Darmprobleme. Iss lieber nur Obst zum Frühstück, wenn du darauf nicht verzichten willst. Der Fruchtzucker im Obst geht nicht so schnell ins Blut wie weißer Industriezucker, deine Bauchspeicheldrüse muss daher nicht so viel Insulin produzieren. Durch Obst bekommst du daher auch keinen Heißhunger auf Süßes.

Deine Bauchspeicheldrüse produziert nach einer zuckerreichen Mahlzeit viel Insulin, um deinen Blutzuckerspiegel in Balance zu halten. Das Insulin wirkt etwas zeitversetzt und daher fällt der Insulinspiegel nach einer Weile ab, du bekommst wieder Hunger auf Zucker. Das ist ein gefährlicher Kreislauf der dich immer wieder mit Heißhungerattacken zum Essen animiert. Du hast ja keinen Hunger, sondern dein Appetit wird dauernd künstlich angeregt und dadurch isst du automatisch viel mehr und vor allem viel Süßes. Probier es einfach mal aus, ob du morgens auch ohne Frühstück klarkommst. Zögere das Essen, solange es geht, hinaus. Für mich funktioniert das wunderbar, aber jeder Mensch ist anders.

In den Phasen, in denen Essen erlaubt ist, kannst du völlig normal essen. Es gibt hier keine Nahrungsmittelverbote oder besondere kalorienarme Rezepte zum Nachkochen. Es gibt keine Essenspläne oder sonstige Vorschriften. Du solltest dich natürlich abwechslungsreich und ausgewogen ernähren. Idealerweise sollte deine Nahrung aus komplexen Kohlenhydraten, Proteinen und gesunden Fetten bestehen. So bleiben dein Blutzuckerspiegel und deine Insulinwerte niedrig und dein Körper gewinnt vermehrt Energie aus der Verbrennung von Fetten und deine Muskulatur kann aufgebaut werden.

Gerade durch das Kurzzeitfasten ohne isolierte Kohlenhydrate, lernt dein Organismus seinen Blutzuckerspiegel zu regulieren, sodass auch über mehrere Stunden ohne Nahrung kein Schwächegefühl und Magenknurren vorkommen. Ganz im Gegenteil, deine Nahrungspausen werden sich für dich zu Phasen mit höchster körperlicher und geistiger Leistungsfähigkeit entwickeln.

Der ständige Konsum von Fast Food und Süßigkeiten ist nicht gesund, aber ich denke, das weißt du schon selbst. Esse dich zu deinen Mahlzeiten richtig gut satt, du sollst ja nicht hungern, aber überessen solltest du dich auch nicht. Ein gesundes Maß ist immer ratsam, egal in welcher Situation.

Trinken kannst du jederzeit. Am besten ist stilles Wasser oder Kräutertee. Die morgendliche Tasse Kaffee ist auch kein Problem. Mach dir einen Löffel Kokosöl in deinen Kaffee, das sättigt und kurbelt noch mal deine Fettverbrennung an. Ansonsten ist auch hier ratsam, alles im Rahmen zu konsumieren. Zu viel Koffein oder Alkohol ist einfach nicht gut für deine Gesundheit und du solltest darauf achten, dass du nicht zu viel davon trinkst. Stilles Wasser schmeckt übrigens mit einer ausgepressten Zitrone oder Orange sehr lecker und keinesfalls nach „eingeschlafenen Füßen". Teste es aus und schau, ob es dir schmeckt.

Beim Kurzzeitfasten geht es im Kern darum, eine zeitliche Veränderung deiner Essgewohnheiten zu erreichen und nicht so sehr darum, was du isst. Ziel ist es hier den Zustand, in dem du nüchtern bist auszuweiten, damit dein Körper seine Fettzellen verbrennt und nicht die Kohlenhydrate aus der Nahrung. Das hat auch noch den Vorteil, dass dein Körper mal zur Ruhe kommt und diese nahrungslose Zeit nutzen kann, um dich innerlich sauber zu machen. In der Fastenphase werden Muskeln aufgebaut, giftige Stoffe abgebaut und Fett verbrannt. Unser Körper ist schon ein Meisterwerk der Natur. Wenn wir ihn bei seiner Arbeit unterstützen, dankt er es uns mit guter Gesundheit. Ich hoffe, ich konnte dich mit diesen Argumenten davon überzeugen, das Kurzzeitfasten mal selber auszuprobieren!

4. Kapitel:
Diese unglaublichen gesundheitlichen Vorteile warten auf dich

Den ersten großen Vorteil des Kurzzeitfastens haben wir ja schon ausführlich angesprochen, nämlich das Abnehmen und Fett verbrennen. Selbst hartnäckige Fettdepots wirst du auf diese Weise los. Dein Stoffwechsel und im Besonderen dein Fettstoffwechsel wird mit dieser Methode angekurbelt. Dein Körper bekommt wieder mehr Zeit für die Verdauung und eine längere Ruhepause, um alle im Darm verbliebenen Nahrungsreste abzubauen. Du wirst also in regelmäßigen Abständen von innen sauber gemacht. Generell solltest du zwischen deinen Mahlzeiten eine längere Pause machen, damit die Verdauungsarbeit deines Körpers auch gut funktionieren kann.

Diese Regenerationszeiten sind wichtig, da jede Nahrungsaufnahme für deinen Körper harte Arbeit bedeutet. Für die Verdauung wird nämlich einiges an Energie benötigt, um den Nahrungsbrei für deinen Körper verfügbar zu machen. Deine Bauchspeicheldrüse kann eine Pause einlegen, da durch den geringen Blutzuckerspiegel kein Insulin benötigt wird. Es muss ja kein Zucker abgebaut werden. Du hast daher auch keinen Hunger.

Nach etwa 14 Stunden ohne Nahrung schaltet dein Körper in den ketogenen Stoffwechsel um und beginnt das eigene Körperfett zu verbrennen, da jetzt die Zuckerspeicher aus den Kohlenhydraten der Nahrung aufgebraucht sind. Dein Blutdruck sinkt so auf ganz natürliche Weise, deine Blutwerte verbessern sich und dein Cholesterinspiegel sinkt. Wie du siehst, kannst du mit dem Kurzzeitfasten viele positive gesundheitliche Verbesserungen deines Körpers erzielen. Aber es geht noch weiter mit den guten Nachrichten.

Das Kurzzeitfasten ist ein wahrer Jungbrunnen für dich, ohne Witz! Alterungsprozesse werden mit dieser Methode hinausgezögert, da die Neubildung von Gehirnzellen gefördert wird. Deine geistige und körperliche Leistungsfähigkeit steigt, da auch im Gehirn der Reinigungsprozess abläuft. Die Zellen beginnen, aus Energiemangel, sich selbst zu verdauen. Dieser Prozess heißt Autophagie. Laut Wissenschaftlern ist die Autophagie ein Anti-Aging Prozess für den Organismus, der jeden Tag ablaufen kann.

Damit die Zelle in der Fastenzeit Energie gewinnen kann, nimmt sie alte oder defekte Bestandteile aus sich selbst heraus und verbrennt sie. Dadurch beginnt der Körper, sich rundum bis hin zu den Nervenzellen im Gehirn, zu reinigen. Es werden jede Menge Wachstumshormone ausgeschüttet. Dadurch kannst du mehr Muskeln aufbauen und gleichzeitig deine Lebenserwartung erhöhen. Wie gesagt, um diesen Prozess anzukurbeln, ist eine Fastenzeit von mindestens 14 Stunden am Stück die Voraussetzung. Das hört sich wahrscheinlich erst mal lang an für dich, ist es aber gar nicht.

Durch die Pausen der Nahrungsaufnahme werden auch dein Magen und dein Darm entlastet. Das kommt wiederum deinem Immunsystem zugute, es wird ebenfalls entlastet und dadurch gestärkt. Ist dein Immunsystem in Ordnung, wirst du auch weniger krank. Bekommt dein Verdauungssystem die Möglichkeit einer längeren Pause, können alle entzündlichen Giftstoffe vollständig abtransportiert werden. Das kann dein Darm nur, wenn du nicht ständig neue Nahrung hinterher schiebst. Daher wirkt das Kurzzeitfasten auch entzündungshemmend.

Eine weitere schöne Wirkung von Kurzzeitfasten ist, dass dein Nervensystem stimuliert und angeregt wird, denn die Ruhepausen wirken stimmungsaufhellend auf deine Psyche. Also keine schlechte Laune und keine depressiven Phasen mehr!

Jetzt zähle ich dir noch einige Vorteile auf, die bis jetzt noch nicht zur Sprache gekommen sind. Ein wirklich toller Vorteil, finde ich, ist es, dass du nicht mehr so viel essen musst. Dadurch sparst du auch noch viel Geld. Du stehst weniger in der Küche, was dir viel Zeit erspart.

Wenn du die erste Mahlzeit am Mittag isst, vereinfacht das deinen Tag erheblich. Dein Körper braucht morgens keine Energie für die Verdauung aufwenden, so hast du mehr Energie für den Rest des Tages zur Verfügung. Du kannst dich zu den Mahlzeiten richtig satt essen und musst nicht hungern. Es kommt zu keiner Fastenkrise und keinen Heißhungerattacken, wie das bei regulären Diäten meistens der Fall ist. Das ist ein eindeutiger Vorteil, der für diese Methode spricht. Außerdem bist du nicht mehr so abhängig vom immer Essen müssen – damit unterbrichst du diesen Teufelskreis.

Die verringerte Kalorienaufnahme führt zu einer Verbesserung der Blutwerte und somit zur Vorbeugung von Diabetes, Herz – Kreislauferkrankungen und Bluthochdruck, sowie der Regulation des Cholesterinspiegels. Der Nahrungsverzicht bringt deinem Körper und deinem Magen – Darm – Trakt wertvolle Ruhepausen und Regenerationsphasen. Dadurch kann sich dein gedehnter Magen wieder verkleinern. Deine Magenschleimhaut erholt sich, genauso wie deine Darmschleimhaut. Damit hilfst du deinem größten Immunorgan.

Kurzzeitfasten hat auch ganzheitlich gesehen eine positive Wirkung bei der Vorbeugung, Linderung und Entstehung von Erkrankungen, wie Infektionen und Gewebeschäden. Dies liegt an der Ketose, dem Fastenstoffwechsel, der wie ein Feuerlöscher auf Entzündungen wirkt. Dies erklärt auch, warum Rheumatiker besonders vom Fasten profitieren. Es gibt sogar Fälle, bei denen sich die Asthmasymptomatik mit dem Kurzzeitfasten verbessert hat.

Studien haben überdies ergeben, dass das Kurzzeitfasten nicht nur Erkrankungen des Nervensystems vorbeugt und die Neubildung von Hirnzellen fördert, sondern auch das Nervensystem schützt. Die verminderten Blutzucker und Insulinwerte während des Nahrungsverzichts fördern die Bildung von antioxidativ wirksamen Enzymen, die den Zellen helfen, den oxidativen Stress besser zu verarbeiten.

Weiterhin wird die Ausschüttung von Proteinen im Zentralnervensystem gefördert, deren Aufgabe darin besteht, das Wachstum, die Differenzierung und die Gesundheit von neu entstehenden Nervenzellen zu kontrollieren und kranke Nervenzellen zu reparieren. Dies schärft die Sinne und steigert die Konzentration. Aufgrund dessen wird der natürliche Alterungsprozess verlangsamt und die Gefahr degenerativer Erkrankungen des Nervensystems wie Alzheimer und Parkinson reduziert. Auf die Psyche wirkt der Nahrungsverzicht stimmungsaufhellend, beugt Depressionen vor und steigert die Konzentrations- sowie Leistungsfähigkcit.

Durch die kurzen Fastenperioden lernt dein Körper wieder Appetit von echtem Hunger zu unterscheiden, was deine Körperwahrnehmung wesentlich verbessert. Du verlierst überflüssiges Körperfett auf eine sanfte Weise, ohne deinen Körper zu überfordern. Im Gegenteil, du sorgst immer wieder für Erholungsphasen, die ganzheitlich für deine körperliche und geistige Regeneration wichtig sind. Diese ganzen Vorteile sind doch echt beeindruckend, oder etwa nicht?

5. Kapitel:
Welche Methoden gibt es?

Jetzt stellt sich die Frage, welche Art des Fastens am besten für dich geeignet ist. Zunächst einmal musst du dir darüber klar werden, welches Ziel du mit dem Fasten verfolgen willst. Willst du Gewicht verlieren, deine schlechten Ernährungsgewohnheiten in gute Gewohnheiten ändern, deinen Körperfettgehalt senken oder dich lediglich gesundheitsorientiert ernähren? Für Einsteiger empfiehlt sich zunächst der 16/8 Rhythmus nach dem Leangains Prinzip. Dieser Rhythmus lässt sich am einfachsten in deinen Alltag integrieren.

16/8 Leangains Methode

Die Leangains Methode ist wohl die bekannteste Methode des Kurzzeitfastens. Das Prinzip ist durch den Personal Trainer Martin Berkhan und seine Internetseite Leangains bekannt geworden. Frei übersetzt bedeutet das Wort Leangains "saubere Muskelmasse aufbauen". Der Vorteil dieser Methode ist, dass der Körper primär Fett und weniger körpereigenes Protein zur Energiegewinnung heranzieht. Das heißt, diese Methode hilft dir, wenn du relativ einfach Fett verlieren und Muskelmasse behalten willst. Vor allem hartnäckige Problemzonen werden zum Schmelzen gebracht. Auch deine Heißhungerattacken nehmen ab, da dein Blutzuckerspiegel nur langsam ansteigt. Dies wirkt sich positiv auf deine Insulinsensitivität und deine allgemeine Gesundheit aus.

Der Fastenrhythmus sieht hier folgendermaßen aus: Die Zahlen „16/8" stehen für die zwei Zeiträume, in denen Du fastest und isst. Auf eine 16-stündige Periode ohne (oder stark reduzierte) Nahrungsaufnahme folgt die 8-stündige Phase der Nahrungsaufnahme. Konkret: Bei der 16/8-Fasten-Methode legst du deinen gesamten Kalorienbedarf in einen Zeitraum von 8 Stunden. Innerhalb der 8 Stunden nimmst du deine normalen Mahlzeiten ein. Auf die 8-stündige Phase der Kalorienaufnahme folgt erneut die 16-stündige Fastenphase.

Ein Zeit Beispiel: Du fastest von 18 Uhr abends bis 10 Uhr morgens und nimmst alle Kalorien zwischen 10 Uhr morgens und 18 Uhr abends auf. Dein Abendessen findet spätestens um 18 Uhr statt und am nächsten Morgen frühestens um 10 Uhr isst du dein Frühstück.

Dieses Zeitfenster kannst Du je nach Alltag und Wünschen natürlich verschieben – behalte aber die 16/8-Aufteilung bei. Viele überspringen sogar das Frühstück und beginnen mit dem Mittagessen. Das sieht dann so aus, dass du abends um 20 Uhr deine letzte Mahlzeit des Tages isst, um am nächsten Tag um 12 Uhr mit dem Mittagessen die erste Mahlzeit des Tages zu essen. Diese Variante ist mein absoluter Favorit. Ich trinke morgens als Erstes ein großes Glas Wasser und dann so gegen 9 Uhr eine Tasse Kaffee mit Kokosöl. Das reicht mir bis zum Mittagessen, das ich meistens um 13 Uhr einnehme.

Natürlich kannst du auch Tee trinken und zwischendurch immer wieder Wasser, damit dein Darm bei der Verdauung unterstützt wird. Auf diese Weise können viele Giftstoffe aus deinem Körper ausgespült werden. Vermeide zuckerhaltige Getränke und besonders Softdrinks, denn davon bekommst du Heißhungerattacken, weil dein Insulinspiegel in die Höhe schießt.

Ich fühle mich morgens ohne Essen viel besser, bin konzentrierter und leistungsfähiger, wenn mein Magen nicht arbeiten muss. Wenn ich dann zu Mittag esse, habe ich auch wirklich Hunger und esse mich richtig satt. Das Mittagessen reicht mir dann aus, bis abends um etwa 19 Uhr. Zum Abendessen esse ich mich auch wieder richtig satt, aber ich überesse mich nicht. Zwischenmahlzeiten oder Snacks brauche ich gar nicht mehr, da ich zu den Hauptmahlzeiten genügend zu mir nehme. Wenn ich abends ins Bett gehe, bin ich wunderbar gesättigt und zufrieden.

Die Fastenzeit fängt ja eigentlich schon am Abend an. So fällt der Großteil der Zeit, in der du nichts isst, in deine Schlafphase. Im Schlaf produziert dein Körper Melatonin, welches deinen Appetit unterdrückt. So nutzt du deine Schlafphase optimal aus, um dir das Kurzzeitfasten so einfach wie möglich zu machen.

Die Fastenperioden der Leangains 16/8 Methode sind eigentlich nichts Neues, sondern wurden schon früher in den traditionellen Yogaschulen praktiziert. Die erste Mahlzeit des Tages ist ein frühes Mittagessen zwischen 11:00 und 12:00 Uhr. Die zweite Mahlzeit des Tages ist ein frühes Abendessen zwischen 17:00 und 18:00 Uhr. Das ist übrigens heute noch in den Klöstern im asiatischen Raum so. Dort wird oftmals sogar nur eine Mahlzeit am Tag gegessen, nämlich abends zwischen 17:00 und 18:00 Uhr, nachdem die Arbeit des Tages erledigt ist. Dieser Rhythmus entspricht der Warrior Methode von Ori Hofmekler, die ich dir als Nächstes vorstellen werde.

20/4 Warrior Methode

Bekannt aus dem Buch von Ori Hofmekler „The Warrior Diet", ist dieser Rhythmus im Vergleich zu der 16/8 Methode etwas anders. Die ursprüngliche Idee dieser Methode ist es, sich mehr an den eigenen Instinkten zu orientieren. Das Zeitfenster für Mahlzeiten beträgt hierbei vier Stunden pro Tag. Du fastest 20 Stunden und kannst dann in einem Zeitfenster von 4 Stunden essen. Da du tagsüber meistens durch deine Arbeit abgelenkt bist, legst du am besten die 4 Stunden Nahrungsaufnahme auf die frühen Abendstunden. Richte dies nach deinen Gewohnheiten aus, deinen alltäglichen Tätigkeiten oder nach dem, wie es für dich am besten funktioniert und du es dir einrichten kannst. Das solltest du individuell ausprobieren.

In der Fastenperiode ist es erlaubt kalorienfreie Getränke zu trinken und du darfst Nüsse und Früchte essen. Auf Kohlenhydrate solltest du in dieser Periode allerdings lieber verzichten. Der Tagesablauf gliedert sich in eine Phase mit stark reduzierter Nahrungsaufnahme (Undereating Phase), in der gar nichts oder nur wenig gegessen wird und eine Phase, in der du normal essen kannst (Overeating Phase). Falls du trainierst, solltest du vor dem Training nur einen Minisnack und nach dem Training deine Hauptmahlzeit des Tages essen.

Undereating Phase:
Der Sinn und Zweck dieser Tagesphase dient der Entgiftung deines Körpers. Außerdem erhältst du durch deinen überwiegend leeren Magen-Darm-Trakt viel mehr geistige und mentale Energie, denn dein Körper braucht diese Energie nicht für die Verdauung aufzuwenden. Du kannst während dieser Phase frisches Obst, Gemüse und fettarme Eiweißquellen essen. Achte aber darauf, dass die Portionen klein sind und deinen Körper nicht zu sehr belasten. Zum Beispiel kannst du Bananen, Äpfel, Beeren, Gurke, Möhren, Kohlrabi und alle Sorten von Nüssen essen.

Overeating Phase:
In dieser Phase geht es darum, deine Sinne anzusprechen. Hierbei solltest du das Essen auch wirklich genießen. Versuche dich mit möglichst vielen Farben, Gerüchen, Geschmäckern und verschiedenen Konsistenzen zu verwöhnen. Achte dabei auf die Reihenfolge von Rohkost und anschließend gekochtem Essen (Eiweiß, Fett und Kohlenhydrate).

1. Rohkost

Da Rohkost schnell im Magen verdaut
wird, ist es wichtig, immer damit zu beginnen. Gekochte Nahrung wird langsa-
mer verdaut und blockiert den Verdau-
ungstrakt. Das kann zu schmerzhaften
Blähungen führen. Iss also immer den Sa-
lat vor dem Hauptgericht.

2. Gekochtes
(Eiweiß, Fett und Kohlehydrate)

Nach der Rohkost kannst du gekochtes
essen. Achte hierbei darauf, dass du zuerst die eiweiß- und fettreichen Nahrungsmittel isst und am Ende die Nahrungsmittel mit den meisten Kohlenhydraten. Denn es ist so: eiweiß- und fett-
reiche Nahrungsmittel verzögern die Aufnahme der Kohlenhydrate. Dadurch
steigt dein Insulinspiegel nur langsam an.
Auf diese Weise werden weniger Kohlenhydrate von deinem Körper aufgenommen. Anschließend kannst du dir sogar
einen süßen Nachtisch erlauben.

36/12 Methode

Diese Methode stammt von James Johnson und wird auch als „Alternate Day Fasting" (ADF) bezeichnet. Dabei gibt es einen Wechsel von Tagen, an denen normal gegessen wird und Tagen mit stark eingeschränkter Kalorienzufuhr.

Du isst beispielsweise an einem Montag innerhalb einer Periode von 08:00 Uhr bis 20:00 Uhr. Ab diesem Zeitpunkt fastest du mit einer reduzierten Kalorienzufuhr von ca. 400 Kilokalorien pro Tag, wenn dein täglicher Energiebedarf bei ca. 2000 Kilokalorien liegt, über den Dienstag bis Mittwoch 08:00 Uhr. Dann beginnt der Rhythmus wieder von vorne. So kommst du auf eine Fastenzeit von 36 Stunden und hast dann ein Zeitfenster von 12 Stunden zur Verfügung, um etwa drei Mahlzeiten zu dir zu nehmen.

Durch diesen Essrhythmus kannst du dir pro Woche ungefähr 3500–6000 an Kilokalorien einsparen. Mit dieser Methode wirst du recht schnell abnehmen und vor allem zu Beginn gute Erfolge erzielen, da auch sehr viel Flüssigkeit aus deinem Körper ausgeschwemmt wird.

Am leichtesten fällt dir der Einstieg bei dieser

Variante, wenn du eine Mahlzeit an einem Tag pro Woche wegfallen lässt, um so die Reaktion deines Körpers kennenzulernen. Verträgst du es gut, kannst du für einen weiteren Tag in der darauffolgenden Woche ganze 2 Mahlzeiten auslassen. Das ganze führst du so lange fort, bis du maximal 36 Stunden mit ca. 400 Kilokalorien pro Tag aus kommst.

Von allen bereits aufgezählten Methoden ist dies die Variante mit der längsten Fastenperiode. Sie ist für dich geeignet, wenn du nur jeden zweiten Tag fasten möchtest. Schaue dir erst einmal genau deine Lebensumstände an und entscheide dann, ob sich die Fastenperioden mit deinem Berufsleben vereinbaren lassen. Eine 36-stündige Fastenperiode am Stück ist sehr lang und es besteht die Gefahr, dass dein Körper durch starke Entgiftungsprozesse in eine Fastenkrise kommt.

Daher solltest du dich mit dieser Methode, wie bereits erwähnt, Schritt für Schritt und langsam an die 36 Stunden mit reduzierter Kalorienzufuhr herantasten. Für Menschen mit niedrigem Körperfettanteil ist sie ungeeignet. Für extrem Übergewichtige stellt sie in der Anfangsphase einer Gewichtsreduktion durchaus eine Alternative dar. Im Vordergrund stehen hier ganz klar

die Gewichtsreduktion und der Körperfettab-
bau.

Ob allerdings auch die gleichen gesundheitlichen Vorteile erzielt werden können, wie bei anderen Kurzzeitfasten Varianten mit Phasen des
kompletten Nahrungsverzichts, wenn hier an
den Fastentagen die Nahrungsaufnahme durch
eine geringe Kalorienzufuhr gedeckt wird,
konnte noch nicht nachgewiesen werden. Bei
Übergewichtigen bringt jedoch eine Kalorienre-
duktion auch immer einen gesundheitlichen
Vorteil mit sich.

5/2 Methode

Diese Fastenmethode für 24 Stunden ist auch unter „Eat Stop Eat" bekannt. Möchtest du viel Gewicht verlieren und dein Hungergefühl trainieren, dann ist sie ideal für dich. Es wird empfohlen, sie ein bis zweimal pro Woche durchzuführen. An 5 Tagen der Woche darfst du normal Essen und an 2 Tagen wird vollständig gefastet. Die 24 Stunden, in denen du fastest, kannst du frei wählen.

Das könnte dann wie folgt aussehen: Wenn du gerne ausgedehnt frühstückst, dann fängt deine Fastenperiode danach an. Du kannst aber genauso gut nach dem Mittag- oder Abendessen mit dem Fasten anfangen. Es ist hierbei nur wichtig für dich zu beachten, dass du die vorgegebenen 24 Stunden einhältst.

Leidest unter starkem Übergewicht, solltest du an den beiden Fastentagen nicht sofort auf eine Nulldiät umstellen. Versorge deinen Körper in dieser Phase mit etwa 500 bis 800 Kilokalorien pro Tag durch frisches Obst und Gemüse. Das ist am Anfang wichtig, damit du keine Herz-Kreislaufprobleme bekommst.

Hast du bereits dein Idealgewicht mit der 16/8 Methode erreicht, kannst du zusätzlich die weiteren Gesundheitseffekte nutzen, indem du einen Tag in der Woche vollkommen auf Nahrung verzichtest. Übertreib es aber nicht! Selbstverständlich solltest du dich den Rest der Woche gesund ernähren. Eine ausgewogene Ernährung ist Pflicht! Achte dabei auf frische und naturbelassene Lebensmittel.

Zufallsprinzip

Hierbei kann man eigentlich nicht von einer eigenen Methode sprechen. Es kann sich aber dennoch für dich lohnen, diese Variante einmal auszuprobieren. Es gibt dabei keine klaren Vorgaben. Du lässt einfach ganz nach deinem Gefühl mal das Frühstück, das Mittagessen oder das Abendessen ausfallen.

Gewöhne dir zuerst die Zwischenmahlzeiten ab und beschränke dich auf die Hauptmahlzeiten. Hast du dich daran gewöhnt, beginnst du damit, an jedem zweiten Tag eine Mahlzeit des Tages wegzulassen. Wenn dir dies gut gelingt, kannst du beginnen, auch zwei Mahlzeiten an bestimmten Tagen auszulassen.

Diese Methode ist an die 16/8 Leangains Variante angelehnt, bei der auch nur 2 Mahlzeiten am Tag gegessen werden und es fällt dir vielleicht leichter, als einen kompletten Tag zu fasten. Hast du einen unregelmäßigen Tagesablauf und kannst dich nicht immer an regelmäßige Zeitvorgaben halten, dann ist diese Möglichkeit des Fastens vielleicht die richtige für dich.

Je nachdem, welche Form des Kurzzeitfastens

du gewählt hast, erweiterst du deine Essenspause auf 24 Stunden oder wechselst von einem 2 – Tages – Rhythmus zum 1 – Tages – Rhythmus. Du solltest natürlich immer auf eine gesunde und ausgewogene Ernährung achten.

6. Kapitel: Die zwei einfachsten Methoden für Anfänger

Die beste Methode für Anfänger ist die 16/8 Leangains Methode sowie die 5/2 Methode, da das Zeitfenster, indem du Nahrung zu dir nehmen darfst, ziemlich groß ist. Die 16/8 Leangains Methode ist jedoch die Populärste und Einfachste. Sie lässt sich leicht in den Alltag integrieren und die Fastenperiode kann mit Schlafen überbrückt werden.

Gerade am Anfang ist es für den leichten Einstieg die einfachste Lösung, wenn die Nachtruhe für den Nahrungsverzicht gewählt wird. Dafür ist der Zeitrahmen zwischen 18:00 Uhr abends und 10:00 Uhr morgens der beste Zeitpunkt, bei der 16/8 Fastenmethode. Also, du nimmst dein Abendessen spätestens um 18:00 Uhr ein und verzichtest auf Nahrung bis 10:00 morgens.

Die 5/2 Methode ist ebenso mit den 5 Tagen Nahrungsaufnahme und 2 Tage Pause im Vergleich zu den anderen Methoden relativ gut durchzuhalten. Da du an 5 Tagen in der Woche normal essen kannst, werden dir die 2 Tage Fasten nicht so wirklich schwerfallen.

7. Kapitel:
Sport und Kurzzeitfasten

–

geht das?

Auf leichtes körperliches Training wie zum Beispiel Laufen, Wandern, Schwimmen, Yoga oder Radfahren während des Fastens solltest du nicht verzichten. Möchtest du jedoch echte Muskelpakete aufbauen, ist Krafttraining optimal. Bei einigen Varianten wie der 16/8 Leangains Methode und der 20/4 Warrior Methode ist Sport und Fitness sogar ausdrücklich empfohlen und unterstützt so die Stabilisierung deines Kreislaufs.

Statt während der Fastenperiode auf der Couch zu liegen, kannst du den Effekt durch die Kombination von Fasten und Sport nutzen, um dein Körpergewicht und deinen Körperfettanteil zu reduzieren.

Außerdem ist leichtes körperliches Training vorbeugend gegen Depression und schlechte Laune die beste Medizin. Dein Training solltest du optimalerweise auf die letzte Stunde der Fastenperiode legen, damit dein Körper in der anschließenden Essensperiode umgehend mit wichtigen

Nährstoffen versorgt werden kann. Zudem erhöht das Trainieren vor dem Essen die Fettverbrennung, da in der ketogenen Phase auf deine Fettdepots zugegriffen wird.

Achte auf dein Wohlbefinden und höre auf deinen Körper, indem du es mit dem Trainieren nicht übertreibst. Ein Training 3 x die Woche für 30 Minuten am Grenzpunkt der anaeroben Schwelle ist völlig ausreichend, um deinen Körper zu formen und zu straffen und die Muskeln aufzubauen. Die anaerobe Schwelle ist die höchstmögliche Belastungsintensität, die man gerade noch 30 Minuten aufrechterhalten kann, ohne die Muskulatur zu übersäuern. Dass du übersäuert bist, merkst du am einfachsten daran, dass deine Leistung rapide sinkt. Also: Der schnellste Puls, den du 30 min. durchhalten kannst, ist der Grenzpuls.

8. Kapitel:
Die 10 besten und effektivsten Tipps für Anfänger

1. Flüssigkeitsbedarf

Dein Körper besteht zu 70 Prozent aus Wasser. Für den reibungslosen Ablauf aller biochemischen Prozesse in deinem Körper ist ein ausgeglichener Wasser-Elektrolyt-Haushalt entscheidend. Daher solltest du vor allem in den Fastenphasen durch die geringere Zufuhr an Elektrolyten besonders darauf achten, genügend Flüssigkeit zu dir zu nehmen.

Aus diesem Grund ist es wichtig, dass Wasser und ungesüßte Kräutertees, in der Fastenphase einen fixen Platz haben. Zudem können anfallende Stoffwechselprodukte nur durch eine ausreichende Zufuhr von Wasser gut ausgeschieden werden.

Das deutlichste Warnzeichen bei Flüssigkeitsmangel ist Durst. So signalisiert dir dein Körper, dass er dringend Wassernachschub braucht. Wer nicht genug trinkt, bekommt weitere unmissverständliche Signale, wie zum Beispiel:

Kopfschmerzen, Müdigkeit oder Schwindelgefühle. Viel trinken ist sehr wichtig und lindert auch deinen Hunger, 2–3 Liter Wasser oder Kräutertees sollten es schon sein. Das drückende Hungergefühl und das Gefühl der Unterzuckerung verschwinden mit der Zeit, wenn man öfter Kurzzeit fastet.

Schon ab einem Flüssigkeitsverlust von nur 2 Prozent wird deine körperliche und geistige Leistungsfähigkeit um bis zu 20 Prozent gemindert. Verliert dein Körper drei Prozent seines Gewichts in Form von Wasser, besteht die Gefahr der Dehydration (Austrocknung). Du solltest also immer für ausreichend Wasser Nachschub sorgen.

2. Dein Umfeld

Informiere deine Familie über deinen neuen Essrhythmus, damit sie sich darauf einstellen kann. Auch wenn du deinen Essrhythmus verändert hast, soll das nicht heißen, dass du nicht mit deiner Familie zur selben Uhrzeit essen kannst. Das Kurzzeitfasten ist von den Rhythmen sehr flexibel, was dir dabei sehr entgegenkommt. Bei der 16/8 Methode kannst du zum Beispiel die Zeiten für gemeinsame Mahlzeiten so gestalten, dass jeder aus deiner Familie damit zurechtkommt. Mache kein großes Drama daraus, wenn es einmal zu Zeitverschiebungen kommen sollte. Es ist kein Problem, denn durch die Flexibilität kannst du das alles wieder ausgleichen.

Sind dir am Wochenende die gemeinsamen Essenszeiten mit deiner Familie wichtig und du hast vielleicht keine Lust am Samstag und Sonntagmorgen nur eine Tasse Kaffee zu trinken? Dann kannst du bei der 16/8 Methode mit deiner Familie morgens ausgiebig Frühstücken, isst am Mittag nur eine Kleinigkeit und abends wieder ganz normal. Deine Arbeitswoche startest du dann so, dass du auf dein Frühstück verzichtest oder es hinauszögerst. Bei der 5/2 Variante legst du deine Fastentage am besten unter die Woche, damit du am Wochenende die Zeit mit deiner Familie und gemeinsamem Essen nutzen kannst.

3. Zeit fürs Essen

Mache aus jeder deiner Mahlzeiten ein kleines Ritual, bei dem du auch innerlich zur Ruhe kommst und du dir wirklich Zeit zum Genießen nimmst. Gönne dir Zeit für dein Essen, von der

Zubereitung bis zum Verzehr. Esse mit Genuss und kaue jeden Bissen gut durch. Dies wirkt sich außerdem positiv auf deine Verdauung aus. Deine Einstellung und deine Wertschätzung zu deinem Körper werden sich während des Fastens verändern, ebenso die Wertschätzung für deine Nahrung. Vielleicht wirst du dir in dieser Zeit über dein bisheriges Essverhalten bewusst.

Versuche ebenfalls den richtigen Zeitpunkt für deine Mahlzeiten zu wählen. Klar, auf der Arbeit sind die Pausen vorgegeben, aber zu Hause bestimmst du, wann du ausreichend Zeit hast und möglichst nicht gestört wirst. Kaum etwas ist schädlicher, als sein Essen runter zu schlingen oder permanent auf die Uhr schauen zu müssen. Wenn du abends gerne deine Seifenoper oder das Sportstudio ansiehst, dann lege dein Essen so, dass du entweder 45 Minuten vorher beginnst oder erst danach isst. Denn so ist gewährleistet, dass deine Mühe für das Kochen gewürdigt wird und du deine Mahlzeit auch ohne Ablenkung genießen kannst.

Durch Fernsehen, Computer, Handy etc. bist du nämlich permanent versucht, nur oberflächlich zu kauen. Doch genau das richtige und ausreichende Kauen ist notwendig, um den Nahrungsbrei schon im Mund mit vielen Verdauungsenzymen zu bestücken. Es ist wirklich sehr wichtig, dass du das machst! Dein Darm wird es dir danken und belohnt dich mit weniger Gewicht auf der Waage. Ich habe durch richtiges Kauen fast 15 Kilo abgenommen und mich von einigen Krankheiten befreien können. Wie du das auch schaffst, kannst du in meinem Buch „Hilf Deinem Darm: Mit dem richtigen Essverhalten für immer gesund und schlank" erfahren.

4. Hungergefühl

Eine Herausforderung beim Kurzzeitfasten stellt natürlich das Hungergefühl dar. Besonders zu Beginn kann es sein, dass dich der Gedanke an Essen nicht loslässt, wenn du vorher viele Süßigkeiten gegessen hast oder süße Getränke konsumiert hast. Der schnelle Anstieg und rasche Abfall des Blutzuckerspiegels sorgt bereits nach kurzer Zeit für ein Hungergefühl. Viel Trinken reicht hier oft schon aus, um dein Hungergefühl zu unterbinden.

Wenn du Hunger während der Fastenperiode hast, ist es hilfreich daran zu denken, dass dein Körper nun endlich Zeit hat, sich zu reinigen und Fett zu verbrennen. Bei den Heißhungerattacken ist es von Vorteil zu realisieren, dass

Dein Körper genug Reserven hat, nämlich in Form von Körperfett, welches du doch gerne loswerden möchtest. Wenn du jedoch wirklich ein ganz starkes Hungergefühl und nicht bloß Appetit verspüren solltest, sind gesunde Snacks wie Obst und Gemüse oder eine kleine Handvoll Nüsse erlaubt.

5. Erste Nahrungsaufnahme

Entsprechend der 16/8 Leangains Methode kann das Frühstück regelmäßig übersprungen werden, um dann mit dem Mittagessen die erste Mahlzeit des Tages zu sich zu nehmen. Die Warrior Diät verzichtet auf das Frühstück und Mittagessen, erst zum Abendessen wird der gesamte Kalorienbedarf aufgenommen.

Dein Körper unterliegt einem 24-stündigen Hormon- und Stoffwechsel Rhythmus, dem sogenannten zirkadianen Rhythmus. Dieser wird auf der einen Seite durch das Tageslicht und auf der anderen Seite durch die Aufnahme von kohlenhydrat- und eiweißreichen Mahlzeiten gesteuert. Er lenkt ebenfalls die Funktionen deines Verdauungsapparates, deiner Leber und deines Fettgewebes. Daher ist auch dein Verdauungsapparat, also dein Darm und deine Bauchspeicheldrüse zu bestimmten Tageszeiten besonders aktiv.

Wenn du es dir zur Gewohnheit machst, dein Frühstück auszulassen, hast du ein geringeres Risiko an stoffwechselbedingten Störungen zu erkranken. Diese stoffwechselbedingten Störungen können zu starkem Übergewicht, Bluthochdruck, erhöhtem Blutzuckerspiegel und zu einem gestörten Fettstoffwechsel führen.

Daher haben Menschen, die ihr Frühstück auslassen, oftmals einen besseren Gesundheitszustand. Die regelmäßigen Frühstücksesser haben dagegen ein erhöhtes Risiko, an stoffwechselbedingten Störungen zu erkranken. Wenn du dein Frühstück auslässt, verspürst du zwar bis zum Mittag mehr Hunger, was aber nicht zwangsläufig dazu führt, dass du zum Mittagessen zu viel isst. Dadurch sparst du dir auch wieder einiges an Kalorien ein, was sich positiv auf deine Gesundheit auswirkt.

6. Abendessen

Legst du den Schwerpunkt deiner Nahrungsaufnahme auf den Abend, solltest du darauf achten, dass du keine zu schwer verdaulichen Nahrungsmittel zu dir nimmst wie zum Beispiel Frittiertes und Fettiges. Stattdessen wähle lieber leichte und gesunde Lebensmittel wie Obst und Gemüse. An diesen gesunden Lebensmitteln kannst du dich dann abends auch richtig satt essen.

Verstehe mich jetzt bitte nicht falsch, du sollst dich nicht völlig überessen, sondern am Ende der Mahlzeit ein richtig schönes und wohliges Sättigungsgefühl haben. Der späteste Zeitpunkt für deine Nahrungsaufnahme sollte 2 Stunden vor dem Schlafengehen sein. Dies garantiert dir einen angenehmen und erholsamen Schlaf.

7. Ablenkung

In der ersten Phase der Umgewöhnung, wird es dir wahrscheinlich nicht so leicht fallen, dein aufkommendes Hungergefühl unter Kontrolle zu halten. Aber das legt sich innerhalb der ersten 2–3 Wochen sehr schnell, da dein Körper sich doch sehr rasch auf deine neuen Essgewohnheiten einstellt.

Das Allerbeste, um die Zeit zwischen einem aufkommenden Hungergefühl und deiner nächsten Mahlzeit zu überbrücken, ist es, dich in irgendeiner Form abzulenken. Viel zu trinken hilft auf jeden Fall schon mal über den ersten Hunger hinweg. Im Folgenden zähle ich dir noch weitere gute Ablenkungsmethoden auf. Welche am besten zu dir und deiner Lebenssituation passt, kannst nur du alleine für dich selber herausfinden. Probiere einfach mal etwas davon aus:

* Kaugummi kauen
* sportliche Bewegung
* Lesen
* kreative Dinge wie zum Beispiel Malen
* Entspannungsmethoden lernen und ausprobieren
* Yoga
* autogenes Training
* progressive Muskelentspannung
* Spazierengehen

8. Gleichgesinnte

Gemeinsam ist es immer leichter als alleine. Wenn dir die Umsetzung des Kurzzeitfastens alleine schwerfällt, frage doch einfach mal deinen Partner, deine Kinder, deine Verwandten oder

Freunde, ob sie Lust haben mitzumachen. Vielleicht findet sich eine Person, die mit den gleichen Problemen wie du kämpft. Ihr könnt euch gegenseitig motivieren und austauschen. Gemeinsam ist es leichter, Ziele zu erreichen und es macht mehr Spaß.

Du kannst ja zum Beispiel auch eine „30 Tage – Challenge" ins Leben rufen, von deinen gemachten Erfahrungen im Internet darüber berichten oder du registrierst dich in einem bereits bestehenden Forum, um dich mit Gleichgesinnten zu vernetzen.

Mache dir immer bewusst, dass du mit deinen Herausforderungen und Problemen nicht alleine bist. Andere Menschen können von deinen gemachten Erfahrungen profitieren und du von ihren.

9. Erwartungungen

Erwarte nicht gleich zu viel auf einmal. Dadurch machst du dir nur unnötigen Stress und baust dir selber emotionalen Druck auf. Das kannst du vermeiden, indem du erst einmal deine Erwartungen zurückschraubst. Mach dir selbst kein schlechtes Gewissen, wenn du die Fastenzeiten mal nicht einhalten kannst. Beginne einfach am nächsten Tag von vorne.

Übung macht den Meister! Alles braucht eben seine Zeit und es sollte dir bei dieser anderen Ernährungsform ja auch gut gehen. Es nützt nichts, wenn du dich total verbiegst. Versuche zum Beispiel einfach jeden Tag erst einmal eine halbe Stunde länger durchzuhalten. Damit trainierst du dein Hungergefühl jeden Tag ein bisschen mehr und kannst es so Schritt für Schritt besser in den Griff bekommen.

Stecke dir immer kleine Ziele, am besten wöchentlich. Beginne mit einfachen und leicht umsetzbaren zeitlichen Veränderungen und steigere dich dann. Wenn du diese kleinen Ziele erreichst, bist du motiviert und selbstbewusst auch noch weitere und größere Ziele bewältigen zu können. Belohne dich doch nach jeder Etappe, das machen Hochleistungssportler auch! Setze dir ein Ziel und eine Frist und dann belohne dich zum Beispiel mit einer Freizeitaktivität, die dir Spaß macht, oder kaufe dir ein neues Kleidungsstück, in das du jetzt hineinpasst. Was dir guttun wird, sind Erfolge zu feiern.

10. Gewohnheiten

Damit du dauerhaft von den positiven Effekten des Kurzzeitfastens profitieren kannst, sollte es in deinem Leben zur Gewohnheit werden. Gerade am Anfang wird es dir wahrscheinlich nicht so leicht fallen, auf eine Mahlzeit am Tag zu verzichten. Die meiste Energie wirst du am Anfang benötigen, um deine Gewohnheiten zu ändern, aber im Lauf der Zeit wird es immer einfacher. Du musst dann nicht mehr groß darüber nachdenken und die Gewohnheit stellt sich von ganz alleine ein. Dein Unterbewusstsein schaltet auf Autopilot.

Wenn das Kurzzeitfasten aber für dich noch nicht zur Gewohnheit geworden ist, werde ich dir im nächsten Kapitel zeigen, wie du es ganz einfach innerhalb von 30 Tagen in dein Leben implementieren kannst. In meinem Gesundheitsratgeber „Schlank und Gesund: Der einfachste Weg", beschreibe ich noch ausführlicher, wie du am besten neue Gewohnheiten in deinen Alltag integrierst. Schau gerne mal in das Buch hinein. Vielleicht findest du hier noch weitere Anregungen auf deinem Weg, um abzunehmen.

9. Kapitel:
Dein 30 Tage Programm

Mittlerweile hast du einige Hintergrundinformationen zum Thema Kurzzeitfasten und wertvolle Tipps von mir erhalten. Vielleicht hast du es selbst auch schon mal ausprobiert und konntest die positiven Auswirkungen des Kurzzeitfastens bereits genießen. Damit es für dich noch einfacher zur Gewohnheit wird, stelle ich dir im Folgenden ein 30 Tage Programm vor.

Warum 30 Tage fragst du dich bestimmt. Weil es wissenschaftlich bewiesen ist, dass wir nach ca. 30 Tagen neue Gewohnheiten dauerhaft etablieren können. Wir denken nicht mehr viel darüber nach. Wie zum Beispiel das Schwimmen. Als Kind musstest du erst mal die Koordination zwischen den Armen und Beinen üben. Bis das alles von selbst ablief. Heute springst du ins Wasser und deine Schwimmbewegungen setzen von ganz alleine ein, ohne dass du darüber nachdenken musst.

Los geht's:

1. Formuliere ein Ziel

Das ist wichtig, denn dein Gehirn konzentriert sich auf deine Zielvorgabe. Es ist wie bei einem Navigationsgerät. Ohne Zieleingabe wirst du in den Straßen umherirren. Nimm dir vor, zum Beispiel bei der 16/8 Leangains Methode, die ersten 5 Tage jeweils 12 Stunden zu fasten. Danach erhöhst du für weitere 5 Tage die Fastenzeit auf 14 Stunden. In den verbleibenden 20 Tagen, solltest du versuchen die 16 Stunden Fastenzeit einzuhalten. Du kannst dir hier natürlich deine ganz persönlichen eigenen Zeitvorgaben setzen. Es sollte in deinen Alltag passen und auf deine Bedürfnisse abgestimmt sein.

2. Auslösereiz definieren

Unser Gehirn benötigt einen Auslösereiz, um eine Gewohnheit zu aktivieren. Du kannst das gut beobachten, wenn du ins Auto einsteigst und dich ganz automatisch anschnallst. Der Auslöser ist in diesem Fall der Fahrersitz. Du kannst für dich zum Beispiel deine morgendliche Tasse Tee oder Kaffee als Auslöser festlegen. Jeden morgen, wenn du den Tag damit beginnst, verbindest du das mit deinem Ziel: die festgelegten Fastenzeiten einzuhalten.

3. Routine

Mit der Zeit wirst du feststellen, dass du morgens mit der Tasse Tee oder Kaffee in der Hand gar keinen Hunger mehr hast, sondern ohne Weiteres auf das Frühstück verzichten kannst. Dein Verlangen danach verschwindet vollkommen. Denke an das Anschnallen. Du kannst heute nicht mehr ohne Gurt losfahren. Es wird zur Routine.

4. Belohnung

Denke an deine Belohnung. Du verlierst Gewicht, bekommst endlich deine Traumfigur, eine bessere Gesundheit und dein Wohlbefinden steigert sich ganz allgemein. Damit machst du die Entscheidung für dein Gehirn leichter, dass es sich lohnt, das Kurzzeitfasten zu deiner Gewohnheit zu machen. Denke aber nicht nur an die kurzfristige Belohnung. Denn langfristig wirst du mit einer besseren Gesundheit dein Leben entscheidend verbessern können.

Wenn die Belohnung für dich groß genug ist, wirst du eher dabei bleiben. Nach einer gewissen Zeit werden sich der Auslösereiz und die Belohnung immer mehr miteinander verbinden.

Du möchtest gar nicht mehr in einem anderen Zeitrhythmus essen. Das Kurzzeitfasten entwickelt sich ganz automatisch zu deiner Gewohnheit.

Fazit und Geschenk

Du hast mittlerweile sehr viel über die Methoden des Kurzzeitfastens und den gesundheitlichen Vorteilen erfahren. Alle meine Erfahrungen und das Wissen über Kurzzeitfasten stecken in diesem Buch.

Ich hoffe, ich konnte dir auch mit meinen wertvollen Tipps helfen, deinem Traumgewicht einen großen Schritt näher zu kommen. Darüber würde ich mich riesig freuen. Du selbst hast es in der Hand, etwas an deiner Situation zu ändern, den richtigen Ratgeber dazu hast du ja bereits gelesen. Ich wünsche mir für dich, dass ich dich dazu motivieren konnte, es selbst auch mal auszuprobieren. Das Einzige, was du verlieren kannst, sind deine Pfunde. Dein ganzer Körper wird es dir danken. Es sind oft nur die Gewohnheiten, die du ändern musst, um dein Ziel zu erreichen.

Ich bin der Meinung, dass Kurzzeitfasten eine super Möglichkeit ist, um abzunehmen sowie leistungsfähiger und vitaler zu werden. Das sollte jeder wissen, darum ist dieses Buch entstanden. Wenn ich damit Erfolg hatte, dann kannst du das auch.

Schaue gerne wieder in dieses Buch, wenn du das Kurzzeitfasten noch nicht umsetzen konntest. Lies dir nochmals das Kapitel „Die 10 besten und effektivsten Tipps für Anfänger" durch und verinnerliche die Schritte. Oder nimm dir nur eine einzige Änderung für die nächsten 30 Tage vor.

Vielleicht fällt es dir leichter zu beginnen, wenn du dir der Vorteile und Auswirkungen die auf dich warten bewusst wirst. Das ist auf jeden Fall ein Ansporn heute noch zu beginnen. Aus meiner Erfahrung kann ich dir sagen, dass man sich mit einem Thema oft mehrmals beschäftigt, bis es fest im Alltag implementiert ist.

Hast du es geschafft deine Ziele zu erreichen, dann erzähle möglichst vielen von deinem Erfolg. Behalte dein Wissen und deine Erfahrungen nicht für dich. Hilfst du anderen Menschen damit, bekommst du auch wieder etwas zurück. Dann werden wir alle zusammen glücklicher und gesünder miteinander leben.

Ich würde mich sehr über eine positive Rezension auf Amazon freuen, wenn dir dieses Buch beim Abnehmen geholfen hat. Mein Ziel ist es, so vielen Menschen wie möglich mit diesen einfach umsetzbaren Methoden des Kurzzeitfastens zu helfen, ihre Leidenswege aus erfolglos abgebrochenen Diäten zu beenden. Mit deinem Feedback können wir zusammen dieses Ziel erreichen.

Es ist ganz einfach:
Gehe jetzt auf www.amazon.de für deine wertvolle Rezension. Gebe in das Suchfeld den Titel „Kurzzeitfasten für Anfänger" ein. Klicke auf das Buch und dann auf „Kundenrezension verfassen". Schreibe einfach in wenigen Sätzen, wie dir das Buch helfen konnte oder was dir gefallen hat. Als Dankeschön dafür erhältst du ein von mir bereits veröffentlichtes E-Book geschenkt. Welches du haben möchtest, kannst du frei wählen.
Sobald du die Rezension abgegeben hast, schicke mir einfach eine E-Mail an:
rezensionen@1fachgesund.de und ich lasse dir dann das E-Book zukommen. Vielen Dank schon mal vorab!

1fachGESUND

Kennst du schon meinen Blog
www.1fachgesund.de ?

Dort stelle ich dir einfache und alltagstaugliche Wege vor, die dir helfen, wenn du:

- **abnehmen** möchtest

- dich von deinen **Krankheiten befreien** möchtest

- dich **gesund ernähren** möchtest

- deine Gewohnheiten in **gesunde Gewohnheiten** ändern möchtest

- oder einfach nur **gesund und fit** werden möchtest

Mein Wissen und meine Erfahrungen wie ich diese Ziele erreicht habe, möchte ich dir dort gerne weitergeben.

Das Besondere an www.1fachgesund.de ist, dass du nicht nur von meinen Erfahrungen und meinem Wissen profitierst. Nein, du erhältst auch immer wieder exklusives Fachwissen aus der großen Hausarztpraxis von Dr. med. Wolfgang Maibach.

Damit du keinen Artikel mit wertvollen Informationen zum Thema 1fachGESUND und meine Buchneuerscheinungen verpasst, gehe jetzt auf:

www.1fachgesund.de

Melde dich für den kostenlosen Newsletter an und du erhältst als Dankeschön ein E-Book geschenkt.

Ich wünsche Dir viel Erfolg und beste Gesundheit dein Leben lang.

Mario Dinges

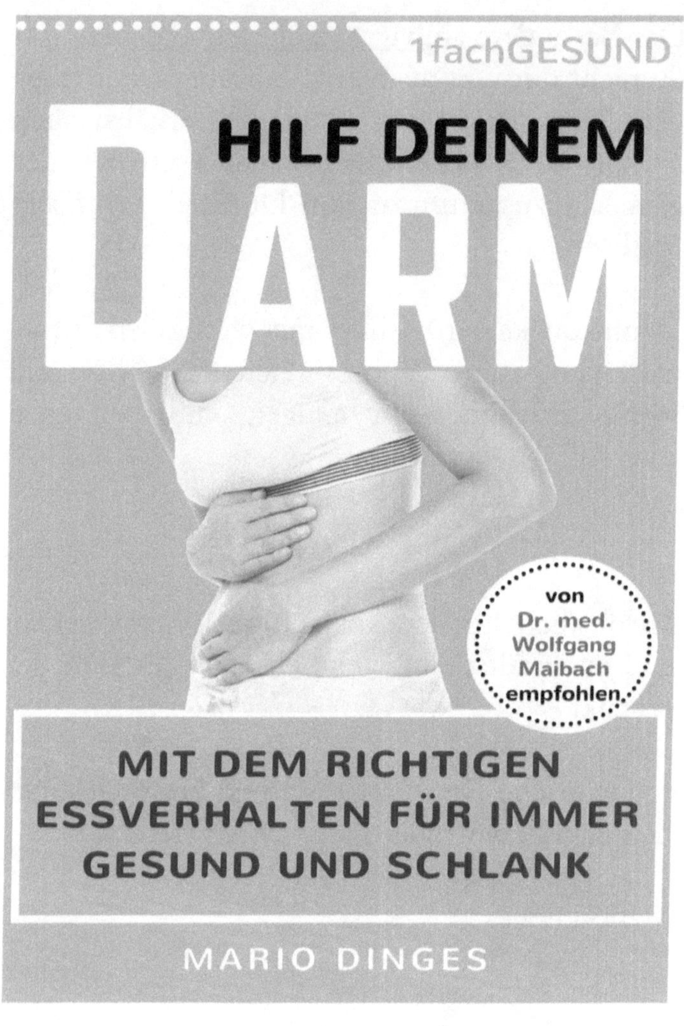

Als Taschenbuch und E-Book bei
www.amazon.de
erhältlich.

Leidest du auch oft unter unangenehmen und schmerzhaften Symptomen von Stoffwechsel-störungen, wie z.B. **Magen- und Darmbe-schwerden, Blähungen und Bauchkrämp-fen**, die sich in Durchfall und/oder Verstop-fung äußern?

Hast du schon viel **Zeit** damit verbracht, **dut-zende Ärzte** aufzusuchen, die keine Ursache bei dir finden können?

Oder hast du schon **unzählige Diäten erfolg-los** ausprobiert, um dauerhaft schlank zu sein?

Bevor du jetzt resigniert aufgibst, möchte ich dir in meinem Buch "Hilf Deinem Darm" eine **be-währte Methode** vorstellen, mit der du all diese Probleme in den Griff bekommen kannst.

Die Methode ist **nicht neu**, sondern wird ein-fach nur wieder aktiviert. Du hast den **Schlüs-sel** dazu bereits **in dir** und ich werde dir zeigen wie du ihn richtig benutzt.

Du wirst erfahren, dass der Schlüssel sich **in deinem Mund** befindet. Denn bereits im Mund kannst du durch **richtiges Kauen** deinem Darm viel Arbeit abnehmen. Richtiges Kauen ist **die Lösung** für viele verschiedene gesundheitliche Beschwerden, wie zum Beispiel Reizdarmsyndrom, Sodbrennen und auch Übergewicht. Nicht nur das, du wirst auch erfahren, welche **Belohnung** durch richtiges Kauen auf dich wartet.

Wie du richtig kaust und auf was du dabei achten musst, damit sich dein Gesundheitszustand langfristig verbessert, erkläre ich dir in einer **Schritt-für-Schritt Anleitung** und in **unzähligen Tipps.**

Am Ende des Buches wird dir das **30-Tage-Programm** dabei helfen, damit das richtige Kauen für dich ganz einfach zur Gewohnheit wird.

Außerdem erfährst du in diesem Buch:

- warum heute unser **Essverhalten** so gestört ist
- welche **Auswirkungen** hastiges Essen hat
- welche **vielen Vorteile** durch richtiges Kauen auf dich warten
- warum du mit **Diäten** keinen Erfolg haben wirst

- wie du deine Verdauung schon **im Mund** beeinflussen kannst

- warum du einiges an **Geld sparen** wirst

- wie du dir deine **Glücksdroge** selbst produzierst

- warum auch **Raucher** profitieren

- wie du aus der Abhängigkeit von **Industrie-nahrung** heraus kommst

- wie du nie wieder **Heißhunger- oder Fressattacken** bekommst

- wie du sogar deinen **Alkoholkonsum** reduzieren kannst

- und noch vieles **Wertvolle** mehr

Worauf wartest du also noch? Nimm deine Gesundheit selbst in die Hand!

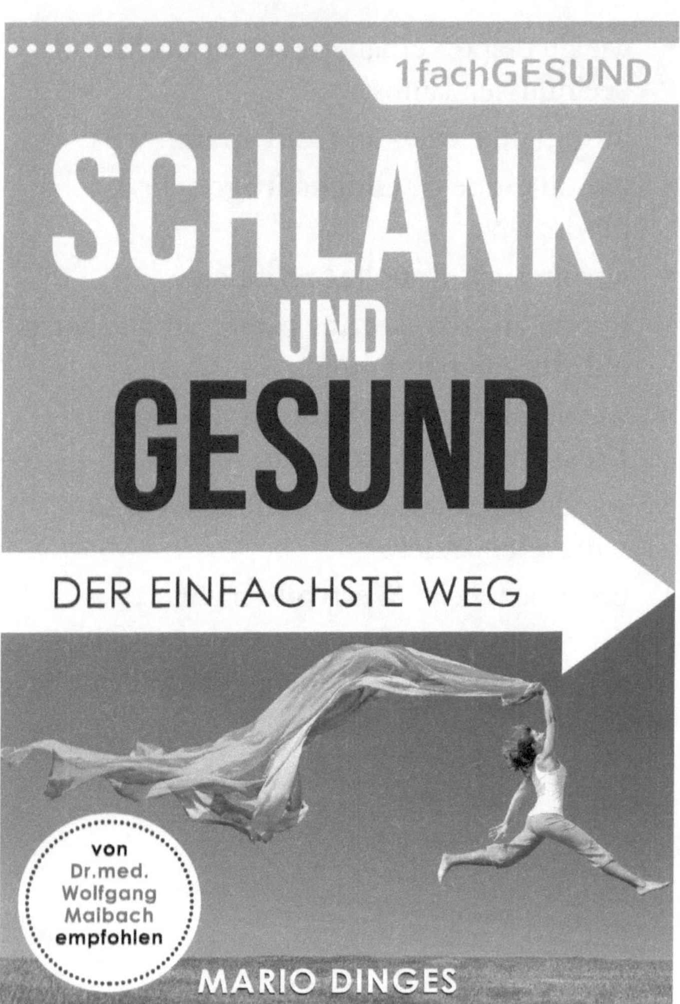

Als Taschenbuch und E-Book bei
www.amazon.de
erhältlich.

Endlich, der einfachste Weg zu deinem Idealgewicht! Du möchtest das **Geheimnis** erfahren, wie du abnimmst? Du hast keine Lust mehr auf **Hungern, Kalorien zählen** und **Low Carb?** Du möchtest dich aus deinem **Diät-Fitness-Hamsterrad** befreien?

Dann ist dieses **motivierende** Buch genau das richtige für dich! In diesem Ratgeber bekommst du **Schritt für Schritt** gezeigt, wie und durch welche Änderungen deiner Gewohnheiten du **ganz einfach** für **immer schlank und gesund** wirst.

Du wirst erfahren, welche Nahrungsmittel du **unbedingt meiden** solltest und welche gesünderen **Alternativen** dein **Fett schmelzen** lassen.

Wenn du **keinen Sport** machen kannst oder einfach **ohne Sport** schlank und fit werden willst, zeige ich dir, wie du trotzdem Bewegung in deinen Alltag integrieren kannst und damit genauso deine **Wunschfigur** erreichst.

Mit meinen **praxiserprobten Tipps und Tricks** kannst du gar nicht anders, als **erfolgreich abzunehmen.** Sobald du verstanden hast, wie es **funktioniert,** wirst du Resultate erzielen.

Dazu erhältst du **alle** leicht verständlichen **Informationen**, die du benötigst, um dein ganz persönliches **Abnehmziel** zu **erreichen**.

Außerdem erfährst du in diesem Buch...

- warum **alle Diäten** dich in eine Sackgasse führen

- welche **Gewohnheiten** dich wirklich an dein Ziel bringen

- wie du anhand einer genauen Anleitung deinen Weg zu deinem **Traumkörper** beginnst

- wie du mit **negativen Gedanken** umgehst

- jede Menge leckere **Rezeptideen**

- welche **gesunden Alternativen** dich auch glücklich machen

- wie du nie wieder **Heißhunger- oder Fressattacken** bekommst

- mit welchen alltäglichen Bewegungen du ganz einfach **Fett verbrennst**

- warum dein **Darmmilieu** über dein Körpergewicht entscheidet

- wie du **schlank im Schlaf** wirst

- und noch vieles **Wertvolle** mehr

Worauf wartest du also noch?
Deine **Strandfigur** wird endlich **Realität!**

Wichtiger Hinweis

Der Inhalt dieses Buches wurde mit größter Sorgfalt geprüft und erstellt. Für die Korrektheit, Vollständigkeit, Qualität und Aktualität der Inhalte kann jedoch keine Garantie oder Gewähr übernommen werden. Der Inhalt dieses Buches spiegelt die persönliche Erfahrung und Meinung des Autors wider und dient nur dem Unterhaltungszweck. Der Inhalt sollte nicht mit medizinischer Beratung und Betreuung verwechselt werden. Es wird keine juristische Verantwortung oder Haftung für Schäden aller Art übernommen, die durch kontraproduktive Ausübung oder durch Fehler des Lesers entstehen. Es kann auch keine Garantie für Erfolg übernommen werden. Der Autor übernimmt daher keine Verantwortung für das Nichterreichen der im Buch geschilderten Ziele.

www.ingramcontent.com/pod-product-compliance
Lightning Source LLC
Chambersburg PA
CBHW031150250726

48655CB00002B/910